BEI GRIN MACHT SICH IHR WISSEN BEZAHLT

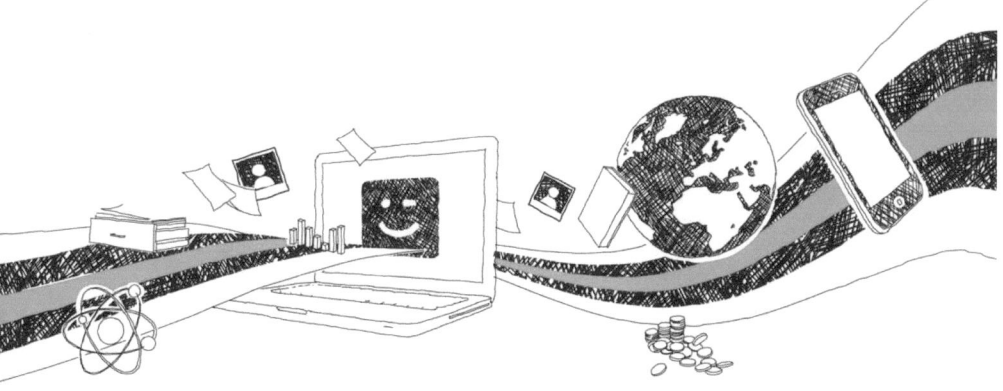

- Wir veröffentlichen Ihre Hausarbeit, Bachelor- und Masterarbeit

- Ihr eigenes eBook und Buch - weltweit in allen wichtigen Shops

- Verdienen Sie an jedem Verkauf

Jetzt bei www.GRIN.com hochladen und kostenlos publizieren

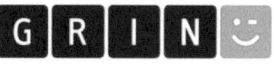

Shellisa Smith

Die Bedeutung des mutmaßlichen Willens bei psychiatrischen Erkrankungen

Wieviel Erkrankung verträgt die Autonomie des Menschen?

GRIN Verlag

Bibliografische Information der Deutschen Nationalbibliothek:

Die Deutsche Bibliothek verzeichnet diese Publikation in der Deutschen National-
bibliografie; detaillierte bibliografische Daten sind im Internet über http://dnb.d-
nb.de/ abrufbar.

Impressum:

Copyright © 2014 GRIN Verlag GmbH
Druck und Bindung: Books on Demand GmbH, Norderstedt Germany
ISBN: 978-3-656-73169-6

Dieses Buch bei GRIN:

http://www.grin.com/de/e-book/279422/die-bedeutung-des-mutmasslichen-willens-
bei-psychiatrischen-erkrankungen

Wieviel Erkrankung verträgt die Autonomie des Menschen?

Die Bedeutung des mutmaßlichen Willens bei psychiatrischen Erkrankungen

Die Problematik des mutmaßlichen Willens bei psychiatrischen Erkrankung ist ein Thema, das schon zu lange vernachlässigt wird, jedoch sehr viel Gewicht für die Menschen hat, die davon betroffen sind, wie auch für all diejenigen, die mit psychisch erkrankten Patienten in den zugeordneten Einsatzbereichen umgehen müssen.

Es ist von großer Bedeutung erst einmal zu verstehen, was der mutmaßliche Wille ist und in welchen Fällen er relevant wird. Was bedeutet es autonom zu sein? Wie steht es um die Rechtslage und welche Vorgehensweisen gibt es bzw. Änderungen wurden gemacht und sind diese ethisch vertretbar?

Vorerst aber müssen wir die Grundlagen verstehen, um urteilen zu können. Somit beginnt dieser Bericht mit den begründenden Philosophen und den Definitionen der Begrifflichkeiten, wie auch die Wertigkeit dieser im Beruf.

Ob und inwiefern die Gesetzmäßigkeiten kritisch zu betrachten sind, wird sich für jeden individuell erläutern.

Es gibt zwei bedeutende Philosophen die den Autonomiebegriff geformt haben. Zum einen ist dies der italienische Philosoph Giovanni Pico della Mirandola, der heute bekannt ist, durch seine Rede *"Über die Würde des Menschen"*, in der er die Frage nach dem Wesen des Menschen und seiner Stellung in der Welt stellt und die Willensfreiheit als wichtiges Merkmal für den Charakter des Menschen hervorhebt. Er stellt die Autonomie als eine besondere, gottgegebene Gabe des Menschen dar, die uns von den Tieren unterscheidet. Er beschreibt, dass Gott, als er sämtliche Geschöpfe auf der Erde erschaffen hatte, als letztes den Menschen schuf, also ein Wesen, das seine Schöpfung beurteilen konnte. Da er alle besonderen Fähigkeiten bereits verteilt hatte, stellte Gott den Menschen in die Mitte der Welt und ließ ihn als einziges von allen Geschöpfen an allen Fähigkeiten teilhaben, so dass sich der Mensch als personales Wesen seinen Platz in der Welt selbst suchen kann.

Ein Autonomieverständnis, wie es Giovanni Pico della Mirandola entwarf, war grundlegend für die philosophische Strömung des Personalismus, wird aber in der heutigen Diskussion, die manchen Tieren Autonomie zugesteht und davon Rechte ableitet, als nicht mehr zeitgemäß betrachtet.

Ein weiterer klassischer Philosoph der Autonomie ist Immanuel Kant, der Autonomie in der Ethik als die Bestimmung des sittlichen Willens allein durch die Vernunft darstellt.

„Autonomie des Willens ist die Beschaffenheit des Willens, dadurch derselbe ihm selbst (unabhängig von aller Beschaffenheit der Gegenstände des Wollens) ein Gesetz ist. Das Prinzip der Autonomie ist also: nicht anders zu wählen, als so, dass die Maximen seiner Wahl in demselben Wollen zugleich als allgemeines Gesetz mit begriffen seien."

– Grundlegung zur Metaphysik der Sitten II: Die Autonomie des Willens als oberstes Prinzip der Sittlichkeit

Die ethische Autonomieerklärung Kants richtet sich gegen den Eudämonismus

(Glückseligkeit als Ziel allen Strebens), vor allem aber gegen die katholische Morallehre seiner Zeit, die zu seiner Zeit den sittlichen Willen fast ausschließlich einer Fremdgesetzlichkeit (d. h. einer Heteronomie) unterwirft. Kants Position stand der damaligen protestantischen Ethik näher, der zufolge der „gute Christ" allein auf Grund seines Glaubens an Gott sittlich handle. Es ging Kant allerdings um die Begründung einer konfessions- und religionsübergreifenden Vernunftethik.

„Die Autonomie des Willens ist das alleinige Prinzip aller moralischen Gesetze und der ihnen gemäßen Pflichten [...]." – Kritik der praktischen Vernunft, I § 8.

Was bedeutet nun aber Autonomie?

Das Wort Autonomie kommt aus dem Altgriechischen (*autonomía* - „Eigengesetzlichkeit, Selbstständigkeit") und setzt sich zusammen aus den Wörtern *autos*, „selbst" und *nomos*, „Gesetz". Sie bezeichnet den Zustand der Selbstständigkeit, Selbstbestimmung, Unabhängigkeit, Selbstverwaltung oder Entscheidungsfreiheit. Autonom sein meint folglich die Fähigkeit, sich als Wesen der Freiheit zu begreifen und aus dieser Freiheit heraus zu handeln. Auch wird die Existenz von Autonomie in der Ethik als ein Kriterium herangezogen, nach dem Individuen ethische Rechte zugeordnet werden können.

Freiheit meint die Möglichkeit, das eigene Handeln selbst bestimmen zu können. Insofern steht der freie Wille im Gegensatz zu Vorstellungen des Determinismus aller Art (z. B. Schicksal, göttlicher Wille). Die Abwesenheit von Freiheit wird angenommen, wenn der Wille durch Gewalt gebrochen wird. Eine Zwischenstellung nimmt die Beschränkung des Willens durch äußere Zwänge ein. Dabei wird der freie Wille formal anerkannt, praktisch aber dem Zwang untergeordnet, sodass eine Entscheidungsfreiheit nicht gegeben ist, man folglich nicht mehr autonom sein kann.

Nachdem die Begrifflichkeiten geklärt sind, steht noch die wichtigste Frage im Raum. Wie wird nun in Bezug auf den mutmaßlichen Willen bei psychiatrischen Erkrankungen vorgegangen? – Macht es Sinn eine Patientenverfügung aufzusetzen, wenn der Patient sich seiner selbst nicht mehr wirklich bewusst ist und somit auch keinen Nutzen von seiner Freiheit nehmen kann und folglich nicht autonom sein kann?

„No treatment should be provided against the patient's will, unless withholding treatment would endanger the life of the patient and/or those who surround him or her. Treatment must always be in the best interest of the patient."

World Psychiatric Association,1996

Man geht davon aus, dass etwa 10% der etwa 135 000 Menschen, die nach dem SGB und PsychKG untergebracht sind, während ihrer Unterbringung zwangsbehandelt werden. Dabei handelt es sich um reine Schätzungen, denn auch „der Bundesregierung liegen keine Zahlen zur medikamentösen oder operativen Behandlung von psychisch erkrankten Menschen ohne ihre Zustimmung vor" (Drucksache 17/10712, S. 8). Insgesamt befinden sich etwa 1,2 Millionen Menschen in Deutschland in psychiatrischer Behandlung.

Mit der Patientenverfügung wurde der Wille von Menschen in medizinischer Behandlung gestärkt. Ein Gesetzentwurf zur Zwangsbehandlung psychisch Kranker fällt weit dahinter zurück.

Medizinische Behandlungen gegen den Willen eines Patienten zählen zu den schwierigsten Problemen der Ethik und der Rechtswissenschaft. Darf ein Arzt einen „einsichtsunfähigen" Menschen gegen seinen erklärten Willen behandeln? Darf er es, wenn dieser Mensch aufgrund seiner psychischen Erkrankung so „einsichtsunfähig" erscheint, dass man meint, ihn vor sich selbst schützen zu müssen?

Der richtige Ort, um diese schwierige Frage zu klären, ist in einer Demokratie das Parlament.

Der Bundestag hat in einem ganz ähnlichen Zusammenhang schon einmal umfassend diskutiert. Nach dem Gesetz über die Patientenverfügung soll bei allen „Einsichtsunfähigen" – unabhängig von der Art ihrer Erkrankung – allein der in der Patientenverfügung festgehaltene oder mutmaßliche Wille entscheidend sein. Um diesen Willen festzustellen, sind frühere Äußerungen des Betroffenen, ethische oder religiöse Überzeugungen und andere persönliche Wertvorstellungen heranzuziehen. Der Bundestag hatte sich mit der Patientenverfügung viel Zeit gelassen. Am Ende stand ein durchdachtes Gesetz.
In dessen Begründung heißt es: „Aus dem „verfassungsrechtlich geschützten Selbstbestimmungsrecht des Menschen folgt, dass weder die Krankheit noch der ärztliche Heilauftrag ein Behandlungsrecht des Arztes begründen." Maßgeblich sei der Wille des Patienten. Es käme nicht darauf an, ob „die Entscheidung eines Patienten aus medizinischer Sicht als vernünftig oder unvernünftig anzusehen ist".

Der Unvernunft verwandt ist der Wahnsinn. In den psychiatrischen Anstalten der Bundesrepublik sind Tausende „einsichtsunfähige" Menschen (und solche, die man dafür hält) untergebracht. Wenn sie sich selbst gefährden, bringt man sie in Ruheräume. Tritt keine Ruhe ein, werden ihnen Psychopharmaka mit häufig schweren Nebenwirkungen verabreicht. Wenn sie sich trotz guten Zuredens weigern, die Medikamente einzunehmen, wird Zwang angewandt. Der Bundesgerichtshof hatte im Juli 2012 hierfür eine ausdrückliche Rechtsgrundlage verlangt. Die fehlte bislang. Deswegen stellten die Regierungsfraktionen nun einen eilig zusammengeschriebenen Entwurf vor. Er soll den Ärzten den unsicher gewordenen Arm an der Beruhigungsspritze stützen.

Im Zentrum des Entwurfs steht aber nicht mehr der verfügte oder mutmaßliche Wille des Patienten, sondern der Wille des Betreuers. Dieser kann nach der Gesetzesvorlage den medizinischen Eingriff mit Genehmigung des Vormundschaftsgerichts erteilen, wenn dem widersprechenden Betreuten „erheblicher gesundheitlicher Schaden" droht und „der Nutzen der ärztlichen Zwangsmaßnahme die zu erwartenden Beeinträchtigungen deutlich überwiegt". Diese Kriterien sind bevormundend und paternalistisch. Sie ignorieren das Selbstbestimmungsrecht und entwürdigen den Patienten zum Objekt. Genau das wollte das Patientenverfügungsgesetz verhindern – und zwar nicht nur für Komapatienten und Demenzkranke, sondern für die gesamte Gruppe der „Einsichtsunfähigen".

Wenn der Patient seinen Willen aktuell nicht klar äußern kann, muss auf dessen ausdrückliche Verfügung oder seinen mutmaßlichen Willen zurückgegriffen werden.

Wir brauchen kein neues Gesetz.
Der Bundestag sollte lediglich klarstellen, dass das Patientenverfügungsgesetz auch in psychiatrischen Anstalten gilt.

Hinzu kommt, dass so mancher, der sich in einer Anstalt gegen seine Behandlung sträubt, sich zu Recht wehrt.

In der Praxis sieht es anders aus, jedoch gibt es in Bezug auf die Medizinethik bestimmte Grundlagen der Behandlung gegen den Willen des Patienten. Grundprinzipien der medizinischen Ethik sind der Respekt vor der Autonomie des Patienten, das Handeln zum Wohle des Patienten, die Vermeidung von Schaden sowie die Gerechtigkeit. Dabei ist die individuelle Würde des Patienten stets zu achten.

Die genannten ethischen Grundprinzipien können auch miteinander in Konflikt geraten, insbesondere dann, wenn die Fähigkeit zur Selbstbestimmung und zur freien Willensbildung eingeschränkt oder aufgehoben ist. Bei solchen nicht einwilligungsfähigen Patienten ist die Ablehnung ärztlich indizierter Maßnahmen manchmal nicht Ergebnis einer selbstbestimmten Entscheidung. Sie kann vielmehr Ausdruck ihrer psychischen Erkrankung sein. Wenn dann gleichzeitig durch das Verhalten des Patienten die Gefahr einer Selbsttötung oder einer anderen erheblichen Gefährdung der eigenen Gesundheit oder der körperlichen Unversehrtheit Anderer entsteht, kann sich die ethische Verpflichtung ergeben, Behandlungsmaßnahmen auch gegen den geäußerten, aber nicht freien, sogenannten natürlichen Willen zu ergreifen. Maßnahmen unter Anwendung von Zwang sind aber nur dann ethisch zulässig, wenn sie nach ärztlichem Ermessen das letzte Mittel darstellen, das heißt nachdem alle anderen Möglichkeiten ausgeschöpft sind. Die Maßnahmen müssen ferner in Bezug auf die Gefahr, die es abzuwenden gilt, verhältnismäßig sein. Bei einwilligungsfähigen Patienten ist eine Behandlung gegen den Willen dagegen medizinethisch nicht zu rechtfertigen.

Das Patientenrechtegesetz § 630 d BGB: Einwilligung, erklärt dass bei einem Eingriff in den Körper, die Gesundheit oder in ein sonstiges Recht des Patienten, der Arzt oder sonstige Behandelnde die Einwilligung des Patienten zuvor einholen muss. Bei Einwilligungsunfähigkeit muss der Berechtigte einwilligen, es sei denn es liegt eine entsprechende Patientenverfügung nach § 1901a BGB vor, die den geplanten Eingriff gestattet. Bei Unaufschiebbarkeit muss der mutmaßliche Wille des Patienten erforscht werden. Die Einwilligung ist nur wirksam, wenn eine wirksame Aufklärung vorliegt.

Im Gesetzt für psychisch Kranke wird dies etwas spezifscher dargelegt:

§ 30 Behandlung - PsychKG

(1) 1Der Untergebrachte hat Anspruch auf die notwendige Behandlung. 2Die Behandlung schließt die dazu notwendigen Untersuchungen sowie beschäftigungs- und arbeitstherapeutische, heilpädagogische und psychotherapeutische Maßnahmen ein. 3Die Behandlung wegen der Erkrankung, die zu seiner Unterbringung geführt hat, erfolgt nach einem Behandlungsplan. 4Der Behandlungsplan soll mit dem Untergebrachten und auf seinen Wunsch mit seinem gesetzlichen Vertreter erörtert werden.
(2) 1Behandlungsmaßnahmen bedürfen des Einvernehmens mit dem Untergebrachten oder seinem gesetzlichen Vertreter. 2Unaufschiebbare Behandlungsmaßnahmen hat der Untergebrachte zu dulden, soweit sie sich auf die Erkrankung, die zu seiner Unterbringung geführt hat, beziehen.
3Der Rechtsanwalt des Untergebrachten ist unverzüglich zu informieren.
(3) Ärztliche Eingriffe und Behandlungsverfahren nach Absatz 2 Satz 2, die mit Lebensgefahr oder einer erheblichen Gefahr für die Gesundheit verbunden sind,

dürfen nur mit rechtswirksamer Einwilligung des Untergebrachten oder, falls er die Bedeutung und Tragweite des Eingriffs und der Einwilligung nicht beurteilen kann, des gesetzlichen Vertreters in den persönlichen Angelegenheiten vorgenommen werden.

(4) Eine Behandlung, die die Persönlichkeit des Untergebrachten in ihrem Kernbereich ändern würde, ist unzulässig.

Voraussetzung zur Betreuerbestellung ist eine psychische Krankheit oder eine körperliche, geistige oder seelische Behinderung.
Diese Betreuung wird vom Betreuungsgericht, einem Teil des Amtsgerichts, nach vollständiger Prüfung als notwendig erklärt und dem Erkrankten zur Verfügung gestellt.
Ab diesem Zeitpunkt steht dieser in eben medizinethisch rechtlichen Fragestellungen dem Patienten zur Verfügung und regelt den weiteren Verlauf der Behandlung bzw. tritt im Sinne des zu Betreuenden ein.

Nachdem wir einen Einblick in die "Relevanz" des mutmaßlichen Willens bei psychiatrischen Erkrankungen bekommen haben und über die Rechtslage Bescheid wissen, stehen wir am Ende nach wie vor mit leeren Händen da. Statt Antworten, finden sich nur noch mehr Fragen, Verwirrung und Ratlosigkeit.
Klar ist, dass dies immer ein schwieriger Fall sein wird und sich wahrscheinlich auch in den nächsten Jahren nichts an der ungerechtfertigten Behandlung psychisch Kranker ändern wird. Daher ist es schwer einen Lösungsvorschlag zu formulieren.

Schlussendlich beziehe ich die Position, dass dieses Vorgehen ethisch nicht vertretbar ist.

Quellen:

- http://www.patienten-rechte-gesetz.de/bgb-sgbv/einwilligung.html

- http://www.unikoeln.de/jurfak/inststaa/gesundheitsrecht.net/urteile/sterbebegleitung/bgh.pdf

- http://www.apk-ev.de/publikationen/9783884145265_APK-Patientenverfügung.pdf

- http://gesetze.berlin.de/default.aspx?vpath=bibdata%2Fges%2FBlnPsychKG%2Fcont%2FBlnPsychKG%2Einh%2Ehtm

- http://www.bundesgerichtshof.de/SharedDocs/Downloads/DE/Bibliothek/Gesetzesmaterialien/17_wp/Patientenr/bgbl.pdf?__blob=publicationFile

- http://www.tagesspiegel.de/meinung/gastbeitrag-der-wille-des-patienten-geht-vor/7453268.html

- http://www.dgppn.de/fileadmin/user_upload/_medien/dokumente/schwerpunkte/ZEKO_Stellungnahme_Zwangsmaßnahmen.pdf

- http://de.wikipedia.org/wiki/Autonomie

- http://de.wikipedia.org/wiki/Giovanni_Pico_della_Mirandola

- http://de.wikipedia.org/wiki/Immanuel_Kant